Dounya Reiwald
Jean Luc Cadoré

Anxiété et troubles intestinaux chez le chien, le lien existe !

AF135555

Dounya Reiwald
Jean Luc Cadoré

Anxiété et troubles intestinaux chez le chien, le lien existe !

Éditions universitaires européennes

Impressum / Mentions légales

Bibliografische Information der Deutschen Nationalbibliothek: Die Deutsche Nationalbibliothek verzeichnet diese Publikation in der Deutschen Nationalbibliografie; detaillierte bibliografische Daten sind im Internet über http://dnb.d-nb.de abrufbar.

Alle in diesem Buch genannten Marken und Produktnamen unterliegen warenzeichen-, marken- oder patentrechtlichem Schutz bzw. sind Warenzeichen oder eingetragene Warenzeichen der jeweiligen Inhaber. Die Wiedergabe von Marken, Produktnamen, Gebrauchsnamen, Handelsnamen, Warenbezeichnungen u.s.w. in diesem Werk berechtigt auch ohne besondere Kennzeichnung nicht zu der Annahme, dass solche Namen im Sinne der Warenzeichen- und Markenschutzgesetzgebung als frei zu betrachten wären und daher von jedermann benutzt werden dürften.

Information bibliographique publiée par la Deutsche Nationalbibliothek: La Deutsche Nationalbibliothek inscrit cette publication à la Deutsche Nationalbibliografie; des données bibliographiques détaillées sont disponibles sur internet à l'adresse http://dnb.d-nb.de.

Toutes marques et noms de produits mentionnés dans ce livre demeurent sous la protection des marques, des marques déposées et des brevets, et sont des marques ou des marques déposées de leurs détenteurs respectifs. L'utilisation des marques, noms de produits, noms communs, noms commerciaux, descriptions de produits, etc, même sans qu'ils soient mentionnés de façon particulière dans ce livre ne signifie en aucune façon que ces noms peuvent être utilisés sans restriction à l'égard de la législation pour la protection des marques et des marques déposées et pourraient donc être utilisés par quiconque.

Coverbild / Photo de couverture: www.ingimage.com

Verlag / Editeur:
Éditions universitaires européennes
ist ein Imprint der / est une marque déposée de
OmniScriptum GmbH & Co. KG
Heinrich-Böcking-Str. 6-8, 66121 Saarbrücken, Deutschland / Allemagne
Email: info@editions-ue.com

Herstellung: siehe letzte Seite /
Impression: voir la dernière page
ISBN: 978-3-8417-4395-4

Copyright / Droit d'auteur © 2015 OmniScriptum GmbH & Co. KG
Alle Rechte vorbehalten. / Tous droits réservés. Saarbrücken 2015

Anxiété et entéropathies inflammatoires chroniques idiopathiques chez le chien

Dounya Reiwald

Abréviations

ARD antibiotic responsive diarrhea,
ETEC évaluation des troubles émotionnels du chien
FRD food responsive diarrhea,
GALT gut associated lymphoid tissue,
IBD inflammatory bowel disease,
IFN interféron,
IL Interleukin,
MC morbus crohn,
MICI maladies inflammatoires chroniques intestinales,
PLE protein loosing enteropathy,
PNI psycho neuro immunologie,
SI Système immunitaire
SNA système nerveux autonome,
SNC système nerveux central,
SNE système nerveux endocrinien,
SNI système nerveux intestinal,
TH Cellule T helper,
TNF tumor necrosis factor,
UC ulcerativ colitis

Résumé

A ce jour une théorie prédomine quant à la cause de la maladie inflammatoire intestinale chez l'homme (MC et UC) comme chez le chien (IBD, PLE, ARD, FRD). Il semblerait que le facteur génétique et le fonctionnement immunologique des muqueuses jouent un rôle primordial dans le déclenchement de la maladie. Le facteur psychologique est mentionné, mais aucune conclusion scientifiquement significative n'a pu être apportée sinon qu'il influence le développement de la maladie chez l'homme.

Cette étude cherche à élucider si l'anxiété chez le chien est une cause possible ou un facteur favorisant d' IBD (infectious bowel disease), PLE (protein loosing enteropathy) et FRE (Food responsive enteropathy). 53 propriétaires de chiens ayant souffert ou souffrant d'une IBD/PLE et FRD et un groupe contrôle de 40 chiens sains ont répondu à un questionnement sur l'anxiété de leur chien. La grille ETEC sert d'instrument d'évaluation du degré d'anxiété. Il s'agit d'une grille qui permet d'évaluer l'existence de troubles émotionnels associés, dans notre cas, préalablement aux symptômes digestifs chez le chien. Ces grilles font partie d'un système proposé par le Dr. Patrick Pageat pour l'étude des troubles du comportement du chien. La grille est présentée en annexe.

Grâce à un test Student et un test Welch, il a pu être montré que le degré d'anxiété chez les chiens diagnostiqués MICI est significativement plus élevé que chez les chiens contrôle. Les âges et les sexes étaient semblables et les races des chiens étaient très disparates dans les deux groupes. Ces résultats ouvrent un nouvel horizon sur la prise en charge de chiens atteints d'une maladie impliquant la psychoneuroimmunologie (PNI) et font appel à des études confirmant cette découverte.

Mots clefs

MICI (maladies inflammatoire chronique intestinale), IBD (inflammatory bowel disease), PLE (protein loosing enteropathy) grille ETEC (évaluation de l'état émotionnel du chien), PNI (psychoneuroimmunologie)

Summary

One theory is commonly recognized nowadays regarding the cause of inflammatory bowel disease in men (morbus crohn and ulcerative colitis) an in dogs (IBD, PLE, ARD, FRD). The genetic factor and the immunologic functioning of the mucosa seem to play a prime role in the onset of the disease. The psychological factor has been described but no scientifically based conclusion has been given apart from its influence on the development of the disease in men.

This study aims to evaluate if anxiety in dogs is a possible cause for IBD/PLE and FRD. 53 dog owners with dogs suffering or having suffered from IBD and a control group of 40 dogs have been answered a series of questions concerning the anxiety of their dog. The anxiety level has been analysed with the ETEC table. The table is a tool to evaluate the emotional disturbance of dogs and the existence of emotional disorder associated to the digestive disease. This table is part of a system for the study of behavioural diseases in dogs presented by Dr. Patrick Pageat. It is presented as an attachment to this paper. With the help of a Student test and a Welch test the anxiety degree of the IBD dogs was shown to be significantly higher than in controle dogs. Ages and sexe were similar in both groups and breeds were very different in both groups. These findings open a new horizon on the treatment of dogs with psychoneuroimmunological diseases and need further studies to be confirmed.

Key words

MICI (chronic inflammatory bowel diseases). IBD (inflammatory bowel disease), PLE (protein loosing enteropathy) ETEC table (Evaluation of emotional status in dogs), PNI (psychoneuroimmunology)

I. Introduction

Les maladies inflammatoires chroniques intestinales (MICI) représentent un groupe de maladies très fréquentes chez l'homme et chez le chien et la cause la plus importante de diarrhée chronique chez l'homme et chez le chien dans les pays industrialisés (Shanahan et al. 2009, Burgener et al. 2008). Les MICI altèrent la qualité de vie des individus concernés de manière considérable et ne sont que difficilement traitées avec succès. 15% des chiens sont finalement euthanasié pour cette cause au Tierspital de Berne (Suisse).

Parmi les causes des MICI sont citées les réactions négatives aux aliments (FRE, food responsive enteropathy), les inflammations intestinales idiopathiques IBD (inflammatory bowel disease), PLE (protein loosing enteropathy), et la diarrhée répondant aux antibiotiques (ARD, antibiotic responsiv diarrhea) (Allenspach et al. 2007). La nosographie de ces maladies restant incomplète l'anxiété est citée dans les études comme facteur concomitant chez l'homme, mais n'a pas été étudiée chez le chien. Le traitement des MICI reste confiné aux diètes éliminatoires et aux immunosupprécifs. Une participation de troubles anxieux à la genèse d'une MICI ouvrirait toute une série de nouvelles possibilités de traitements tels les psycholeptiques ou psychoanaleptiques ainsi que des traitements comportementaux adaptés. L'initiation et la durée de la maladie intestinale pourrait être éventuellement influencée, la souffrance des animaux amoindrie et les ennuis des propriétaires, avec cette maladie très encombrante, allégés.

Cette étude tient à faire le point sur les connaissances concernant les MICI chez l'homme et chez le chien et à déterminer s'il existe une relation avec l'anxiété. Ceci a été effectué grâce à l'interrogation de 57 propriétaires de chiens diagnostiqués IBD/PLE/FRE par voie d'exclusion et d'un groupe de contrôle de 40 chiens.
Dans une première partie, la thématique est décrite chez l'homme sur la base d'une revue de littérature.
La thématique est ensuite décrite chez le chien, sur la base des données bibliographiques prospectives existantes et examinée grâce à notre étude dans une deuxième partie.

II.   Revue de littérature

A.   Les IBD chez l'homme
1.   Définitions et clinique

La maladie de Crohn (MC) et la colite ulcéreuse (UC) sont les maladies inflammatoires chroniques intestinales (MICI) les plus communes avec des attaques inflammatoires périodiques. Ces maladies portent le nom générique de IBD (inflammatory bowel disease), maladie caractérisée par une inflammation des muqueuses intestinales. Entre les phases inflammatoires, on observe des périodes de rémission. Seuls environ 10% des malades souffrent d'une inflammation continue.

La clinique de la MC est caractérisée par des diarrhées, des douleurs abdominales et des crampes, des douleurs lors de la défécation, des pertes de poids et des nausées en plus de nombreux symptômes extraintestinaux (Petrak F. 2002, Boye et al. 2006). La MC concerne toutes les parties du tractus intestinal; toutefois, les patients souffrants d'une MC du colon ou d'une MC avec des fistules internes rechutent plus tôt (Bitton 2008).

La UC est caractérisée par des diarrhées sanglantes et ne concerne que le gros intestin. La UC peut être traitée en dernière instance avec une opération (iléostomie) (Levenstein et al, 2002).

2.   Epidémiologie

En Amérique du Nord, l'incidence d'IBD est entre 2.2-14.5 cas/ 100'000 personnes par an pour la colite ulcérative et de 3.1-14.6 pour la maladie de Crohn. En Europe, la MC touche 8.3-214 personnes/ 100'000 (Edward V. Loftus JR. 2004, Bitton A., et al. 2008)). L'incidence est à son maximum vers 20 ans (Micocka-Walus et al. 2007).

Les effets de santé périnataux augmentent l'incidence d'IBD de 4 fois. Un statut socioéconomique bas l'augmente de 3 fois. Les infections infantiles et la prise d'antibiotiques en bas âge augmentent également l'incidence (Edward V. Loftus JR. 2004). L'influence du facteur génétique est reconnue mais pas spécifiée.

3. Etiologie et pathogénèse

a) Le système immunitaire intestinal

Les mécanismes de défense du tractus intestinal influencent directement l'apparition d'IBD chez l'homme comme chez le chien. Ces mécanismes impliquent le GALT.

Ce tissu lymphatique associé à l'intestin représente 50% du tissu lymphatique total. Il s'agit donc du plus grand organe immunologique du corps avec une exposition à un volume impressionnant d'antigènes. Ces antigènes proviennent de microorganismes et de nourriture.

Normalement la réponse immunitaire de GALT à ces antigènes tend à exclure ou tolérer l'antigène et non à développer une inflammation inappropriée. L'interaction entre ce système immunitaire et les antigènes du lumen intestinal est critique pour la fonction immunitaire protectrice et régulatrice locale, systémique, et dans d'autres sites muqueux. La dérégulation de GALT est un facteur clef dans la génération d'une infection locale et/ou systémique ainsi que de maladies issues du dysfonctionnement des agents immunitaires.

L'équilibre de la réponse immunitaire dépendant de facteurs propres et environnementaux va orienter la réponse de la muqueuse et provoquer une acceptation ou un rejet de l'antigène. Cette réponse immunitaire est développée en grande partie par la flore intestinale elle-même (expression augmentée de MHC II –major histocompatibility complex-, augmentation des cellules T, de cytokines, de la production d'Igs etc.) et permet, dans la grande majorité des cas, d'éviter une inflammation.

La flore intestinale joue donc également un rôle important dans le développement ou l'évitement d'une inflammation aux côtés de GALT (Elwood et al. 1999, Burgener et al. 2008).

b) Psychoneuroimmunologie

Le GALT est également influencé par des systèmes extérieurs qui interagissent entre eux: Le système nerveux central (SNC), le système endocrinien et le système immunitaire. La recherche des interactions de ces disciplines s'appelle psychoneuroimmunologie (PNI). Il est estimé que le nombre de neurones dans le système nerveux intestinal (SNI) est similaire au nombre présent dans la moelle épinière (Maunder, 2000).

Lors d'un stress, l'axe hypothalamo-surrénal et/ou le système sympathique sont activés afin de rétablir l'homéostasie dans l'organisme. Ils vont libérer des hormones telles les catécholamines, l'ACTH (adénocorticotrope hormone), le cortisol, l'hormone de croissance et/ou la prolactine. Il y a donc une interaction entre SNC, système nerveux endocrinien (SNE), système nerveux intestinal (SNI) et système immunitaire (SI). Les cytokines du système immunitaire influencent le système neuroendocrinien : les cytokines pro-inflammatoires agissent souvent en temps que signaux régulateurs négatifs inhibant l'action des hormones neuroendocriniennes, ce qui à son tour influence le système immunitaire (J. C. O'Connor, 2008).

Le stress chronique influence la fonction immunitaire à de nombreux niveaux. Il accroît la susceptibilité aux agents infectieux, influence la sévérité des maladies infectieuses, diminue les réponses immunitaires aux vaccins, réactive des virus herpes latents et diminue la guérison de blessures. Le stress de courte durée (moins de deux heures) peut par contre activer le système immunitaire positivement en envoyant des cellules des organes lymphatiques vers le sang en périphérie et vers la peau (Glaser, 2005).

De plus les événements stressants ou la détresse (anxiété) peuvent augmenter la production de cytokines pro-inflammatoires reliés à toute une série de maladies apparaissant avec l'âge (Glaser 2005). Le stress expérimental peut donc aggraver l'inflammation des muqueuses chez l'homme atteint d'IBD comme dans les modèles de colites chez les animaux (Mawdsley 2006).

En résumé, la pathogenèse étudiée et acceptée à ce jour semble être issue d'un mauvais fonctionnement du système immunitaire intestinal ainsi que d'une dérégulation de l'homéostasie de la flore microbactérienne commensale.

La compréhension plus approfondie de la PNI, c'est-à-dire des interactions du SNC, du SNE et du SNI, permettra de mieux définir les causes des maladies intestinales cryptogéniques.

c)   Le rôle du SNC

Dans le système nerveux central, le système limbique est le principal lieu de contrôle de l'intestin, cette zone étant responsable de l'homéostasie de l'organisme. La transmission de la douleur viscérale et la perception sont également modulés dans le système limbique. Celui-ci va influencer les émotions (et faciliter la survie et l'évitement du danger), les interactions sociales et l'apprentissage (Jones 2006). Il n'y a pas de connexion efférente entre le SNC et la majorité du tissu intestinal. Le SNC influence l'activité intestinale via le système nerveux autonome (SNA) directement, par communication secondaire avec le SNI ou par l'axe endocrinien hypothalamo-surrénal (Maunder 2000).

Ceci est confirmé par Glaser (2005): L'axe hypothalamo-surrénal et le système nerveux sympathique sont les principales voies pouvant influencer la réponse inflammatoire. Les médiateurs concernés sont étudiés mais les interactions multiples et insuffisamment connues ne permettent pas d'élucider complètement la complicité entre le SNC et le SI.

En effet, pour qu'une inflammation des muqueuses intestinales ait lieu, il faut la participation de cellules TH1 ou TH2 : la réponse excessive des cellules TH1 va faire augmenter la sécrétion de IL-12, IFN et/ou TNF (tumor necrosis factor), celle des cellules TH2 la sécrétion de IL-4, IL-5 et/ou IL-13.
Les muqueuses des patients IBD vont donc subir une prolifération de cellules T produisant des cytokines en réponse aux antigènes de la flore micro-bactérienne commensale. CD4+ serait une des premières cellules T régulatrices. En effet l'absence de cette lignée de cellules provoque de sévères maladies auto-immunes chez la souris et chez l'homme (Bouma, 2003).

d)   L'influence de l'alimentation

Une association est constatée dans certaines études entre une diète avec ingestion exagérée de sucres et l'apparition de IBD. De plus une grande ingestion de fibres, fruits et légumes semble être protecteur de la maladie (Edward V. Loftus JR. 2004). La diète joue donc aussi un rôle chez IBD.

e)   L'influence du stress

On parle de stress quand les interactions entre l'individu et l'environnement provoquent une brèche entre ce que requièrent la situation et les ressources biologiques, psychologiques et sociales de la personne (Cohen S. 1995). C'est à dire quand l'individu n'arrive pas ou plus à s'adapter aux exigences de son environnement. Cela représente une menace pour l'homéostasie de l'organisme.
Les symptômes typiques d'anxiété sont une basse limite d'excitation, des préoccupations exagérées pour le futur, l'évitement de situations craintes et la difficulté de coopérer dans des situations non familières. La dépression se présente typiquement avec une constellation de symptômes affectifs, cognitifs et somatiques (Graf, 2009).
Maunder (2000) a étudié les médiateurs des processus physiologiques liés au stress : la substance P (SP), la protéine vasoactive intestinale (VIP), le tumour necrosis factor (TNF), des molécules oxydantes, des glucocorticoïdes endogènes et des protéines heat shock (HSP), tous des médiateurs que nous retrouvons

également dans les interactions GALT-antigène et pouvant avoir d'autres effets secondaires sur la réponse immunitaire. Cela signifie que le stress est régulé par des systèmes hautement diversifiés et indépendants qui pourraient affecter une maladie inflammatoire comme IBD.

Le SI et le SNC s'influencent mutuellement. La cytokine IL1 provenant des cellules immunitaires (telles que les cellules T, les monocytes etc.) influence la production de la corticotropin releasing hormone CRH par l'hypothalamus et de son coté la CRH peut provoquer l'augmentation des hormones du stress en influençant l'axe hypothalamo-surrénal, ce qui va à son tour dérégler la fonction immunitaire. Les lymphocytes peuvent eux aussi synthétiser l'ACTH, la prolactine ou l'hormone de croissance ce qui complique encore le mécanisme général d'interactions.

L'impact du stress sur IBD pourrait être le résultat de stress normalement transmis à un intestin anormalement régulé ou l'effet d'un stress anormalement transmis à un intestin normalement régulé (Maunder 2005), il reste donc à explorer plus en détail l'interaction des axes du stress impliqués avec le SNI.

Le fonctionnement du stress et ses implications multiples étant néanmoins de mieux en mieux connus, de plus en plus d'auteurs plaident pour une vue holistique du problème.

Andrews (1987) signalait une relation entre la défaillance physique et la maladie anxieuse/dépressive chez les patients MC et Addolorato (1997) démontra une relation significative entre l'état anxieux et l'état somatique chez les patients atteints de MC ainsi que de UC.

Drossman (1996) et Levenstein (2002) défendent un modèle « bio-psychosocial ». Drossman souligne que malgré l'influence cartésienne, la théorie holistique a été défendue par de nombreux scientifiques de William Beaumont à Ivan Pavlov. Mais l'impact des découvertes de Pasteur et de Koch a poussé la médecine vers un réductionnisme biologique et ce n'est que depuis une trentaine d'années que de nouvelles études ont découvert ses limites.

Levenstein de son côté souligne l'excellence des traitements médicaux et les découvertes décevantes des études bio-psychosociales. Selon elle, les traitements basés sur des données psychologiques joueront un rôle mineur et seulement chez des patients sélectionnés. Elle suggère qu'il est improbable que des facteurs psychosociaux soient impliqués dans l'origine des inflammations chroniques intestinales. Par contre le stress peut influencer le développement de la maladie. Elle confirme que l'hyperactivité immunologique est un mécanisme fondamental dans la pathophysiologie de MC et UC et que le stress peut perturber profondément le système immunitaire.

Malheureusement, les traitements psychothérapeutiques ont été décevants quant au développement d'IBD. Wietersheim et Kessler (2006) soulignent également que la psychothérapie n'influence pas le cours de la maladie mais peut dans certains cas améliorer l'état psychologique du patient.

Mawdsley et al. (2006) concluent que le stress psychologique aigu provoque des réponses pro-inflammatoires systémiques dans les muqueuses qui pourraient contribuer à une exacerbation d'une UC dans la vie courante.

Boye et al (2006) prétendent que le stress peut influencer le cours de la colite et que l'anxiété et la dépression peuvent influencer l'activité de la maladie, créer des maux secondaires et qu'il faut donc concentrer l'attention psychothérapeutique sur les patients ayant une comorbidité psychologique afin de les aider à mieux vivre leur maladie.

Bitton (2008), dans son étude ayant pour but de prédire les rechutes de MC, affirme que le stress mineur ou global ne prédit pas de rechute, alors qu'un stress fort (high) influençait la rechute pour tous les patients. Dans son étude concernant UC, des évènements stressants récents étaient associés avec une rechute accélérée contrairement à la détresse psychologique et au stress ressenti (perceived stress scale), ce qui encourage à utiliser un modèle biopsychosocial chez l'homme. Goodhand et Rampton (2008) déclarent qu'il y a une évidence croissante que le stress psychologique peut affecter le développement d'IBD et répètent ce qu'a démontré Alain Bitton.

Shanahan et al. (2009) plaident également pour une science hybride ou un mode de pensée transdisciplinaire. Ils soulignent que IBD est une maladie du monde développé (lié aux habitudes de civilisations hautement technologistes) où la concomitance de dysfonctionnements auto-immunes ainsi que la participation de clostridium difficile parmi les patients semblent être significativement augmentés. Les patients IBD souffrent également davantage de thromboembolies veineuses. La présence de comorbidités rend donc une appréciation holistique nécessaire.

Contrairement à Levenstein, Kapfhammer (2007) défend la rationalité d'une psychopharmacothérapie étant donné la grande comorbidité de syndromes somatisés (symptômes corporels médicalement non explicables représentant 40% des patients consultant un médecin) avec la dépression et l'anxiété. Il souligne que des dates empiriques d'études thérapeutiques démontrent que les antidépresseurs agissant sur les systèmes sérotoninergiques et noradrénergiques sont plus favorables à une rémission symptomatique totale de syndromes somatisés que les IRSS agissant surtout sur le système sérotoninergiques. Le système noradrénergique est donc hautement impliqué lors de syndromes somatisés.

De plus en plus de maladies ne faisant pas partie des maladies anxieuses ou affectives comme les maladies somatiques douloureuses, i.e. IBD, la fibromyalgie ou la migraine, répondent à un traitement antidépresseur selon Stephen M. Stahl

(2003) et Fullwood (1995) écrivait déjà que le traitement de la panique réduisait les symptômes gastrointestinaux chez les patients IBD.

Cohen S. (1996) et Levenstein S. (2002) ont montré que les facteurs de stress, tels les affections négatives, la dépression clinique, le rejet social, les problèmes familiaux ou au travail ainsi que la répression peuvent influencer les indicateurs cellulaires et humoraux du statut immunitaire et être des indicateurs de l'incidence d'ulcères. Cohen suggère également un rôle des facteurs psychologiques. Il a démontré que les changements dans le système immunitaire peuvent être induits par des stimuli conditionnés. Les individus caractérisés par une grande activation du système nerveux sympathique après un stress aigu ont une réaction immunitaire plus élevée que ceux ayant peu de réactivité sympathique. Le système nerveux sympathique est donc le premier médiateur de stress aigu selon lui.

Miehsler (2008) démontre que les patients avec IBD nécessitent davantage de soutien psychologique que les patients souffrants d'arthrite rhumatoïde. Selon lui, l'intestin est donc plus intimement lié au SNC que les articulations.

En définitive, MC étant une maladie non curable, les traitements doivent inclure la prévention de complications, l'induction et la maintenance de la rémission ainsi que la préservation de la qualité de vie (Mittermaier 2004).
D'autres auteurs ont cherché à définir le stress pour en mesurer l'influence sur les maladies inflammatoires intestinales cryptogéniques.
Mardini et al. (2004) ont utilisé le CDAI (Crohn's Disease Activity Index) pour explorer la relation entre le stress psychologique et le développement de MC. Ils ont trouvé que l'anxiété, le désespoir et des changements récents dans la vie augmentent le score CDAI et sont influencés par les symptômes dépressifs qui sont eux significativement associés à un score CDAI plus élevé.
Levenstein et al. 1992 avaient déjà développé un questionnaire validé pour évaluer le stress perçu par des personnes souffrant de maladies intestinales et avaient démontré une haute corrélation avec une symptomatologie physique mineure chez des individus en bonne santé. Le fait qu'une maladie chronique engendre du stress est donc connu.

Maunder et Levenstein (2008) concluent qu'il n'y a pas de preuves supportant une relation entre le stress et de développement d'IBD, mais que certains patients IBD sont plus susceptibles au stress que d'autres de part leur caractères psychologiques ou leurs différences en phénotype biologique. Les émotions négatives, telles la dépression ou l'anxiété augmentent la production de la cytokine IL6 et peuvent ainsi sensibiliser la réponse inflammatoire en engendrant une réactivité augmentée lors d'un nouvel événement stressant (Glaser et al. 2005)

D'autres postulent que les maladies inflammatoires intestinales chroniques résultent en partie d'une dérégulation de l'axe cerveau-intestin et que les facteurs psychologiques peuvent effectivement influencer la fonction digestive, la perception des symptômes, le développement de la maladie ainsi que sa finalité (Jones et al. 2006).

Potentiellement les processus s'influencent mutuellement, c'est-à-dire que l'expérience de la maladie intensifie la condition psychiatrique et que l'anxiété et la dépression peuvent exacerber la maladie. Chez l'homme, la dépression est associée à un mauvais suivi du traitement. C'est pourquoi il est conseillé de cerner les maladies psychiques lors d'une inflammation intestinale chronique, afin de procurer le traitement le plus adéquat possible (Graf et al, 2009).

Il faut distinguer stress aigu et stress chronique même si Maunder (2006) relate une relation faible mais significative entre le stress journalier et IBD. La limite entre stress aigu et stress chronique reste subtile.

En conclusion de grandes contradictions persistent quant à la relation entre la présence d'anxiété et/ou de dépression et la présence de maladies gastro-intestinales fonctionnelles. Les approches psychologiques au traitement d'IBS et de dyspepsie fonctionnelle sont cependant démontrés être efficaces et il est donc juste de réviser l'approche vis-à-vis d'IBD (Mikocka- Walus A.A., 2007 et 2008).

Il faut rappeler que la maladie n'apparaît pas seulement sous l'influence de l'invasion du corps avec un agent nocif. Les défenses de l'hôte doivent être compromises ou incapables de reconnaître l'antigène.

C'est pourquoi des variables psychologiques qui influencent l'immunité peuvent potentiellement engendrer et faire progresser des maladies immunoassociées. Ce qui est moins clair, c'est si ces changements psychologiques immunoassociés sont de taille à altérer l'habileté du corps à se défendre contre des antigènes.

De nombreux auteurs sont d'accord d'inclure des antidépresseurs ou des thérapies comportementales dans le traitement des MICI chez les sujets vulnérables. Car maintes études démontrent de manière scientifiquement significative que certains types de stress influencent le cours d'IBD.

Les quelques études adressant la thématique de l'anxiété et de la dépression comme étant des facteurs de risques pour une IBD ne sont pas significatives même si la dépression permet de prévoir significativement le diagnostic d'IBD. De plus amples recherches sont donc nécessaires (Graf et al, 2009). Ceci est comparable aux connaissances dans d'autres domaines comme par exemple la dermatologie, où l'anxiété est connue comme soutien de la maladie (Virga 2003).

Malgré les connaissances toujours plus précises sur le fonctionnement du système immunitaire intestinal, les causes des IBD et le rôle des différents acteurs (SNC, SNE, SNI et SI) restent mal expliquées. CD4+ jouerait un rôle prédominant, les cellules TH1 et TH2 déclencheraient la maladie, l'axe hypothalomo-surrénal et le SNA seraient les voies empreintées, le stress ainsi que la nourriture pourrait influencer l'apparition d'une IBD, mais en définitive il s'agit de déroulements complexes et de causes multiples dont les interactions sont à étudier plus en profondeur.

L'hypothèse, telle qu'elle est décrite chez l'homme et le rat, de penser que l'anxiété, dérivée du stress répété ou chronique puisse être également un facteur qui engendre une maladie infectieuse telle une inflammation de l'intestin chez le chien a été postulée.

B.   Les IBD chez le chien

La maladie chez le chien présente de grandes analogies avec l'IBD chez l'homme, même si l'histopathologie ainsi que la zone de l'intestin affectée sont différents.

Comme chez l'homme, l'IBD chez le chien représente un groupe de troubles idiopathiques et chroniques du tractus intestinal caractérisés par l'infiltration de cellules inflammatoires (Jergens et al., 1992).

IBD est probablement le diagnostic histopathologique le plus commun chez les animaux de compagnie avec des vomissements ou de la diarrhée chroniques (Washabau et al., 2010). Elle présente la cause la plus importante de diarrhée chronique chez le chien dans les pays industrialisés (Burgener et al. 2008).

1.   Définitions et clinique

Alors que chez l'homme l'anxiété est un état émotionnel de tension nerveuse chronique, chez l'animal cet état réactionnel se manifeste par de la peur qui se traduit par des agressions, des manifestations neurovégétative et des activités substitutives diverses. L'anxiété peut être intermittente, permanente ou paroxystique et des facteurs génétiques sont décrits pour la forme paroxystique (Arpaillange 2007). Pageat (1998) décrivait l'anxiété comme un état réactionnel caractérisé par l'augmentation de probabilité de déclenchement de réactions émotionnelles analogues à celle de la peur, en réponse à toute variation du milieu (…).

Le stress fait partie de la vie courante, mais si la sévérité ou la chronicité de l'expérience stressante excède la capacité adaptative de l'individu, l'individu sera prédisposé à la maladie ou à des troubles dans des organes multiples (Söderholm 2002).

L'état clinique général du chien lors de MICI est peu touché (Jergens et Zoran, 2005). Des vomissements sont décrits dans 50% des cas (Hall et German, 2005).

Une variété de formes cliniques ont été décrites dont la plus commune est l'inflammation lymphocytaire plasmocytaire. Cette entérite est caractérisée par des vomissements, des diarrhées, une perte de poids, du ténesme et un appétit réduit et/ou des irrégularités dans la prise des repas (Jergens, 1992).
L'hypoprotéinémie, l'hypoalbuminémie et l'hypoglobulinémie sont communes et probablement le résultat d'une entéropathie avec perte de protéines (PLE), diagnostic souvent associé à IBD. La malabsorption intestinale, une monocytose, une lymphopénie et une éosinopénie sont communs (Jacobs et al. 1990). Lors de la maladie du tractus intestinal supérieur, les vomissements sont plus fréquents et les volumes de fèces plus importants.
IBD peut être caractérisée par des maux de ventre postprandiaux uniquement (Dossin et Henroteaux, 2004).
Il reste donc un certain flou et un développement constant de la définition exacte d'IBD. Nous définissons IBD comme une maladie cryptogénique diagnostiquée par exclusion, ne couvrant donc pas les colites histiocytaire ulcératives, et autres colites ayant répondu à des traitements spécifiques comme les antibiotiques, les anti-inflammatoires, les cytotoxiques ou les diètes éliminatoires.

Au niveau histologique, les analyses ressemblent en partie à celle de l'homme. La lamina propria est infiltrée par des cellules mastocytaires de la muqueuse et IgE, une hyperplasie et une érosion ou ulcération épithéliale sont décrites. De plus les populations de CD3+, CD4+ et CD8+ sont augmentées ainsi que les macrophages et les neutrophiles. Les cellules mastocytaires sont ensuite en baisse de par leur dégranulation ou parce qu'elles ne sont plus visibles avec la méthode utilisée. Les métabolites d'acide nitrique semblent surexprimés comme dans les cas de MC. Les concentrations en protéine C réactive (*C reactiv protein*) sont augmentées (German 2001). Mais les méthodes d'analyses ne sont pas toujours comparables et le lieu examiné varie (intestin grêle, colon), ce qui explique certaines contradictions.
Il est cependant certain qu'une fois que l'inflammation intestinale est suffisamment importante, une perméabilité des muqueuses augmentée entraîne un cercle vicieux : l'inflammation entraîne une perméabilité augmentée qui va permettre aux protéines immunogènes de pénétrer les muqueuses, ce qui augmente l'inflammation (Willard 2004).

En résumé, les muqueuses inflammées de chiens atteints d'IBD n'arrivent pas à exprimer une réponse des cytokines dérivées Th1 ou Th2 et les muqueuses sont infiltrées d'autres cellules inflammatoires que CD4+ qui est protectrice (Jergens 2009).

2.   Epidémiologie

Les races berger allemand, Shar Pei, bouledogues français et Basenji semblent le plus représentées. Souvent le colon est épargné chez ces races et l'inflammation attaque l'intestin grêle.
Certaines races présentent des formes spéciales de MICI (par exemple histiocytaire ulcératif chez le boxer, immunoprolifératif chez le Basenji), ce qui implique l'importance de facteurs génétiques (German et al. 2001). Entre temps d'autres races ont cependant été identifiées comme pouvant développer une colite histiocytaire ulcérative (Stokes et al. 2001). La participation de la bactérie E. Coli dans la colite histiocytaire ulcérative ne permet plus de ranger cette maladie parmi les IBD (Burgener et al. 2008).

3.   Etiologie

Les causes de l'inflammation intestinale chez le chien sont multifactorielles. Les maladies provoquant une diarrhée subite avec perte de poids peuvent être d'origine infectieuse, diététique, métabolique, psychique ou toxique. D'autres causes peuvent être les cholangiohépatites, les néphrites, les pancréatites ou les polyarthropathies (Ridgway et al., 2001).

a)   Causes infectieuses

Les protéobactéries semblent être les plus représentées chez les chiens souffrants d'IBD, E. Coli étant plutôt reliée à la colite ulcéreuse histiocytaire. La bactérie E.coli est une cause d'inflammation (Simpson et al, 2006), il n'est cependant pas prouvé à ce jour que la population bactérienne est altérée systématiquement chez les chiens avec IBD. Il est cependant démontré que les chiens avec IBD ont une quantité plus élevée d'enterobacteriaceae que les chiens sains (Panagiotis et al, 2008). La relation entre E. Coli et l'apparition d'une IBD doit être encore plus exactement étudiée.

Suchodolski et al. (2009) démontrent que les microorganismes adhérant aux muqueuses duodénales sont différents chez les chiens souffrants d'IBD et les chiens sains et ceci avant la maladie.

b)   Causes immunologiques

Une dérégulation du système immunitaire gastro-intestinal est décrite (Rioux et al, 2005, Peters et al., 2005). Une influence génétique et environnementale caractérisés par les MAMPS (microbe associated molecular patterns) reconnus par le système immunitaire de l'hôte provoquerait une inflammation intestinale inappropriée et exagérée chez des individus vulnérables (Burgener et al, 2008). Jergens et al. (2009) soulignent que IL12 mRNA est augmentée significativement seulement quand IBD touche l'intestin grêle et qu'en définitive les altérations de l'expression de cytokines proinflammatoires IL12 (issues de TH1) ne sont pas une caractéristique d'IBD chez le chien.

Comme chez l'homme, la théorie de l'invasion avec des agents infectieux est rejetée à l'instar de la théorie d'une dysbiose générale même si les acteurs ne sont pas exactement les même.
L'hypothèse d'une dérégulation entre le système immunitaire de l'hôte et la flore bactérienne commensale est largement décrite et soutenue par les professionnels de la matière (Rioux, Jergens, Burgener, Willard, Washabau…)

c)   Causes psychosomatiques

Burgener et al. (2008) résument que l'IBD est le résultat d'une interaction dérégulée entre le système immunitaire de l'hôte et la microflore commensale. Le système immunitaire étant intimement lié au système endocrinien, l'hypothèse d'un lien entre IBD et l'anxiété a été envisagée.

(1)   Les modèles animaux

Des rats soumis à un stress (limite d'espace) avant l'induction d'une colite avec de l'acide trinitrobenzosulfonique ont développé une inflammation accrue de la muqueuse (Gue et al. 1997).
Qiu et al. (1999) ont décrit le développement d'une inflammation du colon chez la souris après administration d'acide dinitrobenzosulfonique. Après rémission, ni l'acide ni le stress ne purent réactiver une colite. Une réactivation ne s'obtenait qu'en présence de lymphocytes CD4+, d'une réduction de 30% de la mucine du colon et d'une augmentation significative de sa perméabilité dus au stress.
Shieh (2006) a examiné si le stress chronique engendré par une administration de lipopolysaccharides (LPS) peut provoquer des symptômes similaires à une IBD chez des rats mâles Sprague-Dawley. Après administration les rats montrèrent de l'anxiété, de la diarrhée et de l'hématochézie. Le côlon des rats présentait un syndrome ressemblant à une IBD, ce qui peut impliquer que le stress chronique peut engendrer une inflammation intestinale.

Velin et al. (2004) montrent que le stress chronique pousse la muqueuse à absorber des antigènes du lumen qui ne sont normalement pas pathogènes. Dans leur modèle animal, la dysfonction des muqueuses induite par le stress est du à CRH, les mastocytes –qui sont triplées- et l'ACh. Un rôle majeur est attribué aux mastocytes également par Söderholm et al. (2002).

Les auteurs ne sont pas d'accord sur le rôle des différents agents stressants.
Cette inconsistance peut être due entre autres à des différences dans les études concernant la sécrétion de mucine dans le lumen intestinal : Chez la souris, le taux de mucine du colon baisse alors que chez le rat ce taux semble augmenter en réponse au stress. Une autre différence est le rôle ambigu de l'activité hypothalamo-surrénale lors d'effets de stress sur le colon : Dans le modèle de colite chez la souris, le cortisol n'a pas de rôle modulateur des effets du stress. D'autres ont argumentés que le CRH produit après stress est protecteur lors de colite dues au stress (Maunder 2005).

En général les modèles animaux soulignent une relation entre le stress et l'inflammation en présentant une augmentation de la perméabilité épithéliale suite au stress.

(2) Etudes chez le chien

Chez le chien les études concernant IBD et la cause psychosomatique sont rares. Certaines études touchent cependant la thématique.

Jergens (2003) a développé un CIBDAI (canine IBD Activity Index) afin de définir la gravité momentanée de la maladie grâce aux molécules impliquées que nous connaissons (CRP –C reactive protein- etc.), ceci ne dit cependant rien de précis sur l'implication directe d'un stress éventuel.

Marion (2002), présente une population de chien souffrant de troubles gastriques chroniques. Son étude conclut que l'anxiété (d'après P. Pageat, état réactionnel caractérisé par l'augmentation de la probabilité de déclenchement de réactions émotionnelles analogues à celles de la peur (...), il en résulte une perte d'adaptabilité à toute variation de l'environnement) est une étiologie possible dans les troubles gastriques chroniques chez le chien.

Le Moan, dans sa thèse pour le diplôme d'Etat en 2005 a étudié 130 chiens souffrant d'un syndrome d'intestin irritable, syndrome difficilement séparable d'une IBD.

Elle conclut que les troubles fonctionnels digestifs font intervenir non seulement des troubles de la motricité mais aussi des perturbations de la sensibilité digestive ainsi que des anomalies du profil comportemental (en particulier l'anxiété et le stress sous toutes ses formes). Certaines conditions particulières prédisposent à ce syndrome, notamment une attitude inappropriée du propriétaire, des événements stressants ou des contraintes inhabituelles imposées au chien.

L'étiologie de l'IBD chez le chien doit être encore étudiée de façon plus détaillée. Les molécules impliquées et les mécanismes histopathologiques sont à présent assez bien connus. Les liens compliqués entre les différents mécanismes (c'est-à-dire des interactions du SNC, du SNE et du SNI) permettront de mieux définir les causes de l'IBD.

Les études existantes sont peu nombreuses et concernent souvent des animaux de laboratoire. Les hypothèses postulées doivent encore être démontrées : La cause psychique reste insuffisamment recherchée jusqu'à ce jour, malgré son rôle souvent avancé et prouvé seulement chez les animaux de laboratoire.
.

4. Diagnostic de l'IBD chez le chien

IBD est caractérisée par des infiltrations inflammatoires dans l'intestin dont on ne peut vérifier l'origine. Si l'animal reçoit par exemple une diète éliminatoire et guérit, il souffrait d'une intolérance diététique ou d'une allergie, mais non d'une IBD. Cette dernière est un diagnostic d'exclusion pure (M.Willard, 2004). Il est donc primordial que toutes les causes connues soient éliminées afin d'obtenir le diagnostic IBD.

IBD est donc diagnostiquée par des symptômes gastro-intestinaux (plus de 3 semaines), l'évidence histopathologique d'une inflammation des muqueuses, l'impossibilité de documenter d'autres causes de l'inflammation et une réponse inadéquate à des thérapies diététiques, antibiotiques et antihelmintiques ainsi qu'à des médicaments anti-inflammatoires et immunosuppresseurs (Washabau 2010).

5. Traitements

L'axe hypothalamo-surrénal (cortisol) et le système nerveux autonome (épinéphrine) semblent fonctionner en parallèle pour amoindrir une inflammation. En effet la norépinéphrine et le neuropeptide Y sont les stimuli majeurs pour la sécrétion du CRH dans le nucleus paraventriculaire de l'hypothalamus (Straub et al., 2002). Ces découvertes ont ouvert la voie à une série de traitement visant à amoindrir les effets du CRH: les antibiotiques, la cortisone ainsi que les immunodépresseurs sont utilisés avec un succès mitigé. Plus récemment la cyclosporine, le mycophénolate mofétil et la thalidomide sont utilisés mais les études cliniques manquent encore pour soutenir la validité de cette utilisation.

Les traitements palliatifs (diètes à base de protéines hydrolysées ou pro- et prébiotiques) aboutissent souvent à des rechutes.

A ce jour, la mesalazine (5 aminosalicylic acid), un dérivé de l'acide salicylique est utilisée surtout pour prévenir l'apparition du cancer colorectal qui apparaît souvent après une MC ou une UC (Andrews et al. 2008).

Chez l'homme la littérature est incapable de répondre à la question de l'activité des antidépresseurs, les études étant non randomisées ou non aveugles et/ou non contrôlées. Il a cependant été démontré que les antidépresseurs ont une propriété anti-inflammatoire en influençant la production de cytokines (Mikocka Walus et al. 2007).

III. Etude expérimentale

A. Sujets, Matériels et méthodes

Les MICI idiopathiques canines ou IBD/PLE sont définies comme un groupe de troubles caractérisés par des symptômes cliniques récurrents et persistants de la maladie gastro-intestinale de cause indéterminée, associés à une inflammation de la muqueuse de l'intestin grêle ou du gros intestin. L'inflammation persiste toute la vie avec des épisodes aigus.

Nous considérons dans cette étude toutes les maladies inflammatoires chroniques intestinales cryptogéniques IBD et PLE. FRE et ARD prédominent chez les chiens plus jeunes (moins de 4 ans) et se transforment souvent en IBD. Nous avons cependant choisi de ne pas considérer les chiens ARD et FRE, ces chiens ayant répondu positivement à des antibiotiques ou à une diète éliminatoire. Seuls neuf chiens FRE ayant rechuté et développé une IBD ont été considérés.

L'étude expérimentale (mai 2009- oct. 2010) est basée sur un questionnaire des propriétaires de deux groupes de chiens. Un groupe expérimental (57 chiens) qui a été diagnostiqué IBD/PLE/(FRE) et un groupe de contrôle (40 chiens). Les propriétaires sont interrogés sur leur chien quant à la présence éventuelle d'un état anxieux.

Tous les chiens du groupe expérimental ont suivi préalablement le même protocole expérimental (Allenspach et al., 2007).

Notre étude est transversale. La population de chiens est de toutes races, ayant entre 4 mois et 8 ans, mâles et femelles confondus ayant des conditions de vie de chien domestique vivant auprès de leurs maîtres.

Les MICI ou IBD ont été définies selon Washabau par
- des symptômes gastro-intestinaux (plus de 3 semaines)
- l'évidence histopathologique d'une inflammation des muqueuses,
- l'impossibilité de documenter d'autres causes de l'inflammation
- et une réponse inadéquate à des thérapies diététiques, antibiotiques et antihelmintiques
  ainsi qu' à des médicaments anti-inflammatoires et immunosuppresseurs.

L'analyse de la présence d'un état anxieux est basée sur l'utilisation de la grille ETEC selon Pageat, par questionnement de la personne qui s'occupe généralement du chien.
Les propriétaires de chien ont été appelés par téléphone et les questions ont été posées
- systématiquement à la personne connaissant le mieux le chien.
- durant 15 à 20 minutes, selon la rapidité des interlocuteurs.
- toujours par la même personne, afin de limiter le risque de variation dans la façon de poser les questions et d'interpréter les réponses données par les propriétaires des chiens.
- toujours au passé, et en fixant toujours d'emblée la période concernée pour assurer que les symptômes décrits relatent bien l'état d'AVANT la maladie, (La grande difficulté est de faire la différence entre les effets engendrés par une maladie inflammatoire chronique ou surgissant durant la maladie et les effets qui l'engendrent. Les questions ont été formulées de manière à n'obtenir que des réponses concernant les symptômes avant la maladie.)

1.   Groupe expérimental

Les chiens du groupe expérimental ont été sélectionnés parmi les chiens IBD, PLE (et FRE) des études des Drs Allenspach/ Burgener sur les IBD (terme générique pour IBD, FRE, PLE et ARD) ; ils ont tous été diagnostiqués IBD par voie d'exclusion (Allenspach et al., 2007 et Burgener et al. 2008).

(1)   Diagnostic

70 chiens ont été présentés en consultation à l'hôpital universitaire vétérinaire de Berne avec les symptômes relatifs à un dysfonctionnement digestif. Un recueil de commémoratifs détaillé et un examen clinique minutieux sont effectués afin d'élucider si la maladie intestinale est liée à un problème systémique ou métabolique, s'il y a une obstruction partielle, une tumeur, des bactéries, des

parasites, une mycose ou une mauvaise acceptation de quelque nutriment. Une hyperthyréose doit également être exclue.

Les 70 chiens ont tous été soumis au protocole suivant sur une durée de deux fois dix jours :

- prise du commémoratif : Certains éléments sont élucidés plus exactement tels la perte de poids qui peut être un signe de malabsorption (insuffisance pancréatique exocrine), mais peut aussi être la conséquence d'anorexie liée à une maladie extragastrointestinale ou d'une IBD grave. Les caractéristiques de la diarrhée servent eux à distinguer les maladies de l'intestin grêle de maladies du côlon.

- Examen clinique général
- Hématologie et Biochimie et test de stimulation ACTH : afin d'exclure les maladies systémiques et métaboliques
- Parasitologie, Bactériologie : l'examen coprologique permet d'éliminer une contamination parasitaire et des bactéries pathogènes, même si ces organismes ne sont pas obligatoirement à l'origine du trouble intestinal. 4 chiens de l'étude Allenspach ont été éliminés car porteurs de campilobacter.
- Ultrason
- Détection d'une insuffisance pancréatique (TLI-trypsin like immunoreactivity)
- Endoscopie et biopsie si les examens ci-dessus étaient négatifs
Chaque chien reçoit une diète éliminatoire.
- S'il ne répond pas positivement après dix jours de diète éliminatoire, il reçoit un dosage de prednisolone (1mg/kg/12h) et est déclaré IBD (38 chiens)/FRE ou PLE (28 chiens) s'il ne répond pas au traitement après 10 jours.

(2) Critères d'inclusion

Seuls les chiens de cette dernière catégorie (déclarés IBD ou PLE) ont été inclus dans notre étude. Et seuls 53 propriétaires ont pu être atteints et ont répondu et fiablement à nos questions. Seules ces réponses ont été statistiquement analysées.

(3) Critères d'exclusion

Les critères d'exclusion sont des chiens présentant également une autre affection pouvant induire un état anxieux ou recevant des médicaments ou substitutifs nutritionnels pouvant influencer l'état comportemental. Les réponses aux questions présentant des incxactitudes ou contre sens n'ont pas été incluses.

2.   Groupe contrôle

Le groupe contrôle est composé de 40 chiens ne présentant aucune maladie et ne recevant aucune médication, pouvant donc être considérés comme sains.

Les 40 chiens ont été choisis dans la clientèle du Dr. Reiwald à Zurich, sur demande expresse en juin/juillet 2010. Ce sont des chiens ayant été traité chez le Dr. Reiwald entre 2005 et 2009.

Les critères d'exclusion du groupe de contrôle sont une maladie connue ou la prise de médicaments autre que vermifuge ou antiparasitaire.

3.   La grille ETEC selon Pageat

ETEC signifie Evaluation des Troubles Emotionnels du Chien,

Cette grille permet d'évaluer l'état anxieux ou non anxieux des chiens de l'étude. Elle comporte 42 questions auxquelles la personne s'occupant le plus du chien peut normalement aisément répondre. Un score est attribué à chaque réponse et l'addition de ces scores donne le score ETEC du chien. Pour chaque groupe d'items comportementaux, un seul score peut être coché, pour les questions portant sur le comportement somatique, plusieurs scores sont possibles simultanément.

Le score total varie entre 9 et 44 avec la considération suivante :

Un score entre 9 et 12 signifie que le chien est normal.

Un score entre 13 et 16 signifie que le chien présente une ou plusieurs phobies.

Si le score est entre 17 et 35 le chien est anxieux et si le score est entre 36 et 44 le chien est atteint de troubles thymiques.

La grille ETEC sert à préciser un diagnostic et dire si le chien est atteint ou non d'un trouble comportemental. Elle ne permet pas à elle seule de fournir un diagnostic.

Dans le cadre de notre étude, elle est utilisée afin de confirmer ou non un trouble anxieux chez les chiens étudiés. Cette grille n'est pas validée à ce jour.

B. Résultats (BSH = bouvier bernois)

Score ETEC Contrôle (C)	Score ETEC MICI	Age C	Age MICI	Race C	Race MICI	Sexe C	Sexe MICI
11	14	5	0.5	Schnauzer	Labrador	f	f
9	14	8	0.5	Golden	Beauceron	m	f
9	21	7	7	Jack R	Berger A	f	m
13	12	6	6	Golden	Mix	m	f
9	15	7	2	Appenz	Mix	f	m
14	21	1	4	Malinois	Carlin	f	f
9	13	1	3	Berger A	Berger A	f	f
14	14	7	8	Jack R	Mastiff	m	m
10	27	4	4	Ridgeb	Boxer	m	m
19	27	2	0.5	Pudel	Teckel	f	f
11	17	1	2	York	Mix	m	f
9	23	1	7	caniche	SharPei	f	f
9	12	6	5	Spitz	Rott	f	m
9	16	8	8	Cotton	Berger A	m	f
9	21	7	8	Berger A	Teckel	m	f
11	18	4	2	Berger A	Mix	f	m
17	13	3	2	Mix	Papillon	f	f
11	24	7	5	Whippet	Cotton	f	m
13	14	5	4	Whippet	Dalmatien	m	m
14	10	1	7	Whippet	Teckel	f	f
14	15	3	8	Golden	Mix	m	f
17	15	3	6	Carlin	BSH	f	m
12	10	7	1	Carlin	Labrador	m	f
15	14	7	3	BSH	York	f	m
9	18	8	2	Golden	York	f	m
11	18	1	1	Mix	Westie	m	f
16	14	2	1	Mix	Border C	m	f
9	20	1	5	Dogue	Malinois	m	f
15	12	1	8	Labrador	Mix	f	m
9	12	6	5	Malinois	Golden	m	f
20	12	7	0.5	Whippet	Golden	f	m
9	16	7	3	Mix	BSH	m	f

12	16	8	1	Border C	BSH	f	f
17	23	1	2	York	BSH	f	m
9	10	3	6	Westie	Dogue A	m	m
9	10	7	7	Westie	Labrador	f	f
9	18	6	8	Papillon	Mix	m	m
9	18	6	4	Staff	Shar Pei	f	f
14	10	5	5	Terrier	York	f	f
10	23	2	8	Pitt	Bulldog F	m	f
	14		7		Papillon		m
	16		6		Weimaraner		f
	12		8		Golden		m
	12		5		Malinois		f
	13		8		Mix		f
	11		1		Terrier Cairn		m
	17		3		Rott		f
	21		3		Setter angl		m
	16		4		Malamute		m
	15		6		Golden		f
	21		5		BA		m
	12		8		York		m
	22		7		BA		f

Pour l'analyse de la significativité des résultats concernant la relation entre les MICI et l'anxiété chez les chiens, un test Student a été utilisé vu qu'il semble acceptable de considérer que les données de base sont normalement distribuées, car les moyennes et les medians sont très similaire. N'étant pas certains si les variances des deux groupes, le groupe expérimental et le groupe contrôle, sont identiques, nous avons effectué un test Welch en plus du t-test.. Le test Welch qui permet de comparer des groupes ayant des variables plus diverses a donné un résultat très semblable au t-test.

Les résultats de ces tests permettent d'affirmer qu'il y a une différence très significative de taux d'anxiété entre les chiens souffrants d'une MICI et les chiens sains, avec une valeur $p < 0.005$.

t-Test

Le degré de liberté est $f = 91$. L'écart-type s du groupe MICI est 4.480 et l'écart-type s du groupe contrôle est 3.204.

Le nombre total d'individu n est 93 (groupe expérimental + groupe contrôle), n1 étant 53 et n2 étant 40.

La variance moyenne $s^2 = 13.98$. D'où un résultat du test $t = 5.07$

La valeur critique $t_{91:0.995} = 2.631$ et est donc clairement plus petite que t. Ce qui nous permet d'obtenir un p inferieur à 0.005 et hautement significatif.

Welch-Test

Le degré de liberté f est ~ 90 et le résultat t du test est t = 5.27
La valeur critique $t_{90:0.995} = 2.632$, ce qui nous permet d'obtenir un p inférieur à 0.005 et hautement significatif.

Les données sur lesquelles se basent ces résultats sont présentées en annexe.

Les races et les âges des chiens ont été analysés et ne sont pas significativement différents dans le groupe expérimental et le groupe contrôle. Pour les âges, les moyennes et médians sont très similaires (4.5 ans) (fig.3) et pour les races, elles sont très disparates dans les deux groupes : 23 races pour le groupe contrôle et 27 pour le groupe MICI. Dans le groupe contrôle les golden retriever sont représentés 4 fois, les bergers allemands 3 fois, dans le groupe MICI les bâtards sont au nombre de 8 et les Golden, les Yorkshire et les bouviers bernois sont chacun 4.
Les femelles étaient surreprésentées dans les deux groupes (56.6% dans le groupe MICI, 55% dans le groupe contrôle).
Dans le groupe MICI, 14 chiens étaient sains, 19 chiens présentaient une ou plusieurs phobies (score entre 13 et 16) et 20 chiens étaient anxieux (score de 17 à 35). Aucun chien ne présentait des troubles thymiques. Dans le groupe contrôle, 25 chiens étaient sains, 10 chiens présentaient une ou plusieurs phobies et 5 chiens étaient anxieux. Aucun chien ne présentait des troubles thymiques. La moyenne du score ETEC des chiens MICI est de 16.08, celle des chiens du groupe de contrôle est de 11.9. Ces données indiquent un trouble émotionnel chez de nombreux chiens MICI et un nombre élevé de chiens anxieux (37.7% pour les MICI, 12.5% pour le groupe contrôle) (fig. 1 et fig. 2).

Scores ETEC (fig.1)

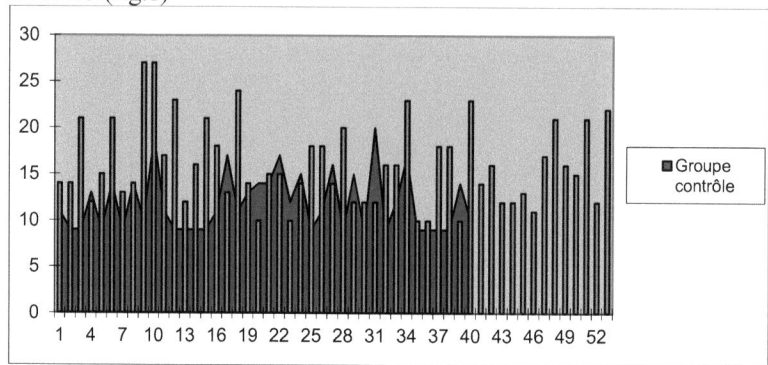

Moyennes de scores ETEC (fig. 2)

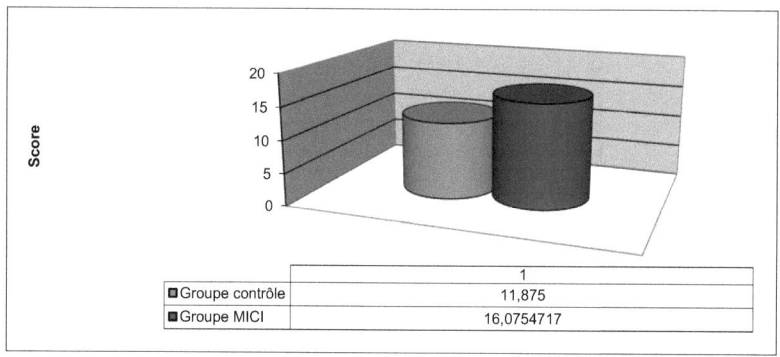

Fig. 3

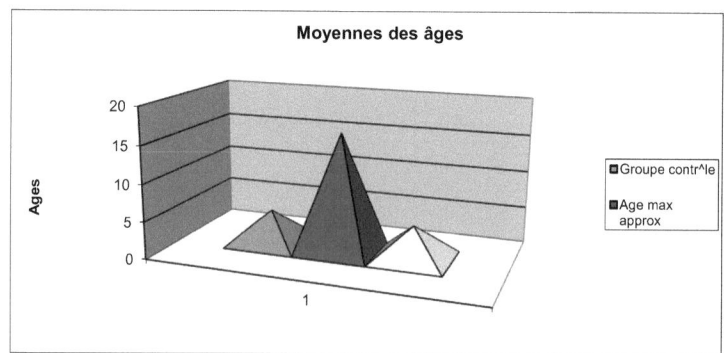

C. Discussion

L'évaluation de ces données présente certes des incertitudes, car plusieurs difficultés sont liées à ce type de travail :
La grille ETEC n'étant pas validée, elle représente un instrument qui peut fluctuer dans le temps et l'anxiété est ainsi mesurée de manière non absolue. Cependant cette grille est l'instrument le plus complet existant à ce jour. D'autres instruments tels les critères DSM IV ou la consultation comportementale ont été envisagés mais n'ont toutefois pas été pris en considération de part la trop grande complexité de la démarche et de la non validation.

Le questionnement, même si il est fait toujours par la même personne en présentant les mêmes questions, peut présenter des biais inévitables si l'on ne veut pas utiliser un questionnaire enregistré. De plus les personnes interrogées ont des chiens dont la maladie remonte à plusieurs années, ce qui peut rendre les réponses moins objectives quant aux symptômes demandés.

Malgré ces incertitudes, la corrélation constatée semble avoir des bases très solides, surtout en tenant compte de deux facteurs : d'un côté les deux groupes de base semblent être tout à fait comparables compte tenu des groupes d'âges et de sexes semblables ainsi que du groupe de races disparates. Les résultats ne sont donc pas biaisés par ces données. De l'autre côté, la haute significativité des résultats statistiques obtenus ne semble pas laisser de doutes sur l'existence de la corrélation. La moyenne du score ETEC des chiens MICI est de 16.08, celle des chiens du groupe de contrôle est de 11.9. Les données obtenues impliquent un trouble émotionnel chez de nombreux chiens MICI et un nombre élevé de chiens anxieux.
L'anxiété peut donc être un des facteurs déclenchant d'une IBD. Le degré d'importance de ce facteur doit être étudié encore plus en détail. Comme l'avait déjà noté Le Moan (2005), certaines conditions particulières peuvent prédisposer à un syndrome tel un intestin irritable. Craven (2004) avait pu démontrer qu'une amélioration de la qualité de vie des animaux était significativement liée à un résultat positif du traitement.
Chez les rats, Gue, Qiu et Shieh ont démontré que le stress peut engendrer une maladie similaire à une IBD.

Tous les chiens de l'étude avaient répondu négativement aux diètes éliminatoires, aux antibiotiques ou aux corticostéroides, il est donc fondé de penser que la dysbiose du tractus intestinal dû à un dérèglement de l'axe SNC-SNI et/ou de la flore micro-bactérienne commensale soit partiellement engendrée par une mauvaise gestion du stress ou de l'anxiété.

Il va falloir étudier si dans le cas d'une IBD il s'agit d'une attitude inappropriée du propriétaire, d'évènements stressants ou de contraintes inhabituelle infligées au chien, toutes des conditions pouvant aboutir à élever le degré d'anxiété d'un chien. Il semble clair que la question doit être abordée. Car si les maladies somatiques telles des MICI idiopathiques sont engendrées même seulement partiellement par des troubles anxieux tels que nous les avons définis, il est urgent d'aborder leur traitement en tenant compte de ce facteur. En effet, en ignorant systématiquement les effets de tout ce qui influence le psychisme d'un individu, nous ne serons pas en état de comprendre totalement les mécanismes impliqués dans l'apparition et la maintenance de la maladie

La question qui se pose est si, comme il a été reconnu chez l'homme, un traitement anxiolytique, voire comportemental serait approprié chez le chien atteint d'une IBD, tout en tenant compte des autres facteurs associés afin d'améliorer au moins sa qualité de vie.

IV. Conclusions

Les maladies inflammatoires chroniques intestinales (MICI) représentent un groupe de maladies très fréquentes et la cause la plus importante de diarrhée chronique chez l'homme et chez le chien dans les pays industrialisés (Shanahan et al. 2009, Burgener et al. 2008). Les MICI altèrent la qualité de la vie des individus concernés de manière considérable et ne sont que difficilement traitées avec succès. Environ 15% des chiens sont finalement euthanasié pour cette cause au Tierspital de Berne en Suisse.

Parmi les causes des MICI chez le chien sont citées les réactions négatives aux aliments (FRE, food responsive enteropathy), les inflammations intestinales idiopathiques IBD (chronic bowel disease), PLE (protein loosing enteropathy), et la diarrhée répondant aux antibiotiques (ARD, antibiotic responsiv diarrhea) (Allenspach et al. 2007). La nosographie de ces maladies restant incomplète l'anxiété (comme définie par Graf, 2009) est citée dans les études comme facteur concommitant chez l'homme.
En effet le SNC, le SNE et le SNI (dont le GALT) jouent tous un rôle primordial et interactif mais mal connu.
Lors d'un stress ou d'une anxiété, l'axe hypothalamo-surrénal et/ou le système sympathique libèrent des médiateurs qui a leur tour influencent le SNE et le SI. Il est démontré que le stress expérimental aggrave l'inflammation des muqueuses chez l'homme et qu'il favorise la rechute d'une IBD.

Cette étude permet d'affirmer que l'anxiété joue un rôle lors de MICI cryptogéniques chez le chien. En effet, du fait de la haute significativité des résultats obtenus, l'anxiété, telle qu'elle est définie par P. Pageat, peut être un des facteurs de déclenchement de la maladie.
Les données obtenues impliquent un trouble émotionnel chez de nombreux chiens MICI et un nombre élevé de chiens anxieux. Le pourcentage élevé de chiens anxieux parmi le groupe contrôle implique la présence éventuelle de nombreux troubles du comportement différents et suggère qu'une connaissance encore meilleure du chien est nécessaire. L'aide de comportementalistes est encore insuffisamment recherchée. En effet le chien faisant partie d'une espèce très différente de l'homme, les malentendus sont fréquents et sources d'anxiété même si le chien présente des capacités d'adaptation exceptionnelles. Le degré ainsi que la manière exacte d'influence de l'anxiété sur la maladie somatique et le bien-être (qualité de vie) doivent être recherchés de manière plus approfondie.
De grands pas ont été faits dans les dernières années pour identifier certains mécanismes de la PNI, domaine qui dans le futur pourrait donner des réponses à ces questions, étant donné l'enchevêtrement de ces trois sujets : la psychologie, la neurologie et l'immunologie. La PNI nous permet également de mieux comprendre le fonctionnement d'un système immunitaire communiquant constamment avec d'autres systèmes vivants.

Elle permettra peut-être aussi la légitimation définitive d'une implication systématique de la médecine comportementale lors de diagnostics de maladies neuroimmunoassociées.

En effet les modèles biopsychosociaux permettent de considérer le degré avec lequel différents facteurs interagissent lors d'une maladie et nous mènent directement à une collaboration plus intense entre scientifiques, chercheurs, médecins vétérinaires et comportementalistes. L'influence du facteur génétique ou de la manière dont l'environnement influence les gènes d'individus sensibles est également une pièce du puzzle formant cette inconnue qu'est la MICI cryptogénique.

L'ensemble de ces découvertes mènera sans doute à de nouveaux traitements en médecine vétérinaire, ouvrant la voie à la participation de thérapies comportementales et de supports divers en matière psychosomatique. Avec cette vue holistique la qualité de vie des chiens peut être améliorée, vu que l'invalidité de l'animal est souvent due en grande partie au trouble comportemental avant que le mal somatique ne prenne le dessus.

Une approche systémique implique une grande empathie du clinicien et des dialogues approfondis avec les propriétaires de chiens afin de trouver le traitement qui sera le plus profitable et le mieux suivi. En effet les alternatives sont multiples et les études concernant les traitements de l'anxiété dans un contexte de MICI inexistantes. Les quelques études significatives de traitements psychopharmacologiques chez l'homme montrent cependant que cette recherche est nécessaire pour améliorer la qualité de vie des chiens et de leurs maîtres.

V   Littérature

Addolorato, G. et al. Inflammatory bowel disease: a study of the association between anxiety and depression, physical morbidity and nutritional status. Scandinavian Journal of gastroenterology 1997, 32:10, 1013-1021.

Allenspach K. et al. Chronic enteropathies in dogs: evaluation of risk factors for negative outcome. J Vet Intern Med 2007;21:700-708.

American Psychiatric Assoc.-DSM IV. Manuel diagnostique et statistique des troubles mentaux, 4e edition (version international, Washington DC, 1995) Traduction Française par J.-D. Guelfie et al., Masson,Paris,1996,1056p.

Andrews JM. et al.Systematic review : does concurrent therapy with 5-ASA and immunomodulators in inflamatory bowel disease improve outcomes ? Aliment Pharmacol Ther 2008 ;29 :459-469.

Arpaillange C. Processus, origine et conséquences de l'anxiété chez les carnivores. Point Vet, 2007, P28, 4-7.

Bitton A. et al. Predicting relapse in Crohn's disease : a biopsychological model. Gut 2008, 57 : 1386-1392.

Bitton A. et al. Psychological determinants of relapse in ulcerative colitis : a longitudinal study. AJG (2003) 98:2203-2208.

Bouma G. et al. The immunological and genetic basis of inflammatoriy bowel disease. Nature, 2003, 521.

Boye B., et al. Chronisch entzündliche Darmerkrankungen (Colitis ulcerosa und Morbus Crohn) aus der Perspektive der Konsiliar-/ Liaison-Psychosomatik und – Psychiatrie. Psychosom Konsiliarpsychiatr 1:258-265 (2007).

Burgener IA. et al. Upregulation of toll-like receptors in chronic enteropathies in dogs. J Vet Intern Med 2008;22:553-560.

Cohen S. et al. Strategies for measuring stress in studies of psychiagric and physical disorder. Oxford University Press 1995 : 3-26.

Cohen S. et al. Health psychology : psychological factors and physical disease from the perspective of human psychoneuroimmunology, Annu. Rev. Psychol. 1997, 47 :113-142.

Craven M. et al. Canine inflammatory bowel disease : a retrospective analysis of diagnosis and outcome in 80 cases (1995-2002). JSAP 2004, 45, 336-342.

Dossin O., Henroteaux M. Diagnosis & treatment of inflammatory bowel disease in dogs. Waltham Focus 2004; 14 (1), 19-24.

Drossman D. Editorial: Gastrointestinal illness and the biopsychosocial model. JCGA 1996, 22/4:252-254.

Elwood CM. et al. Gastrointestinal immunity in health and disease. Vet Clin N Am 1999, 29: 471-497.

Fullwood A. et al. The relationship of psychiatric illness with gastrointestinal disease,. Annu.Rev. Med. 1995. 46:483-96.

German AJ. et al. Chronic interstinal inflammation and intestinal disease in dogs. J Vet Intern Med 2003;17:8-20.

German AJ et al. Immune cell populations within the duodenal mucosa of dogs with enteropathies. J Vet Intern Med 2001;15:14-25.

Glaser R., Kiecolt-Glaser J. Stress-induced immune dysfunction: implications for health. Nat Rev Immunol 2005, 5:243-251.

Graf LA., et al. Depression and anxiety in inflammatory bowel disease: A review of comorbidity and management. Inflamm Bowel Dis 2009;15:1105-1118.

Gue M. et al. Stress-induced enhancement of colitis in rats : CRF and arginine vasopressin are not involved. Am J Physiol 1997,272:G84-G91.

Jacobs G. et al. Lymphocytic-plasmacytic enteritis in 24 dogs. J Vet intern Med 1990, 4 :45-53.

Jergens AE. et al. Idiopathic inflammatory bowel disease in dogs and cats : 84 cases (1987-1990). JAVMA 1992, 201 :1603-1608.

Jergens AE. et al. A scoring index for disease activity in canine inflammatory bowel disease. J Vet intern Med 2003, 17:291-297.

Jergens AE. et al. Intestinal cytokine mRNA expression in canine inflammatory bowel disease: A meta analysis with critical appraisal. American Association for Laboratory Animal Science 2009; 59(2):153-162.

Jones MP. et al. Brain-gut connections in functional GI disorders : anatomic and physiologic relationships. Neurogastroenterol motil 2006, 18, 91-103.

Kapfhammer HP. Psychopharmakotherapie somatoformer Störungen und funktioneller somatischer Syndrome. Psychiatrie und Psychotherapie 2007, 3/4: 153-168.

Le Moan M. Le syndrome de l'intestin irritable chez le chien : étude de 130 cas. Thèse pour le diplôme d'état de docteur vet Nantes 2005, 117 pages.

Levenstein S. et al. Development of the perceived stress questionnaire: a tool for psychosomatic research. J Psychosom Res, 1993, 37 ;1 :19-32.

Levenstein S. Psychological factors in peptic ulcer and inflammatory bowel disease. JCCP, 2002, 70;3:739-750.

Loftus E.W. JR. Clinical epidemiology of inflammatory bowel disease: incidence, prevalence, and environmental influences. Gastroenterology 2004, 126:1504-1517.

Mardini HE. et al. Crohn's disease: a two year prospective study of the association between psychological distress and disease activity. Dig Dis Sci 2004, 49;3:492-497.

Marion, M. Contribution à l'étude du lien entre les troubles gastriques chroniques et l'anxiété chez le chien. Mémoire en vue de l'obtention du diplôme de Vet comport 2002.

Maunder RG. Evidence that stress contributes to inflammatory bowel disease: Evaluation, Synthesis, and future directions. Inflamm bowel dis 2005, 11:600-608.

Maunder RG. Mediators of stress effects in inflammatory bowel disease: not the usual suspects. J Psychosom Res 2000, 48,6:569-577.

Maunder RG., Levenstein S. The role of stress in the development and clinical course of inflammatory bowel disease: a epidemiological evidence. Curr Mol Med 2008;8:247-252.

Mawdsley JE., Rampton DS. Psychological stress in IBD; new insights into pathogenic and therapeutic implications. Gut 2005;54:1481-91.

Mawdsley JE et al. The effect of acute psychologic stress on systemic and rectal mucosal measures of inflammation in ulcerative colitis. Gastroenterology 2006 ;131 :410-419.

Miehsler W., et al. Which patients with IBD need psychological interventions ? A controlled study. Inflamm Bowel Dis 2008, 14/9 :1273-1280.

Mikocka-Walus A.A. et al. Controversies surroinding the comorbidity of depression and anxiety in inflammatory bowel disease patients : A literature review. Inflamm Bowel Dis 2007, 13 :2, 225-234.

Mikocka-Walus A.A. et al. " it doesn't do any harm, but patients feel better": a qulitative exploratory study on gastroenterologists' perspective on the role of antidepressants in inflammatory bowel disease. BMC Gastroenterology 2007 ;7 :38-43.

Mittermaier C. et al. Impact of depressive mood on relapse in patients with inflammatory bowel disease : a prospective 18-month follow-up study. Psychosomatic Medicine 2004 ;66 :79-84.

Mönnikes H. et al. Role of stress in functional gasrointestinal disorders. Evidence for stress-induced alterations in gastrointestinal motility and sensitivity. Dig Dis 2001, 19;3:201-211.

Neiger R. et al. Chronische Enteropathie beim Hund. CVE Kleintier, 2007, 6, 2-16.

O'Connor J.C. et al. Regulation of EGF-I Function by proinflammatory cytokines : at the interface of immunology and endocrinology. Cell Immunol. 2008,252:91-110.

Pageat P. Sémiologie en pathologie comportementale canine 1e et 2e partie. Point Vet 1990, 22 :128-129.

Petrak F. et al. Fragebogen zur Messung der psychosozialen Belastung bei chronisch entzündlichen Darmerkrankungen (FBCED): Konstruktion und Evaluation. Psychother Psych Med 2002, 52 :436-443.

Qiu BS. et al. The role of CD4 lymphocytes in the susceptibility of mice to stress-induced reactivation of experimental colitis. Nat Med 1999 ;5 :1178-1182.

Rioux K.P. et al. The role of enteric microflora in inflammatory bowel disease: human and animal studies with probiotics and prebiotics. Gastr Clin NA, 2005, 34:3, 465-482.

Shanahan F. et al. The evolving epidemiology of inflammatory bowel disease. Current Opinion in Gastroenterology 2009, 25 :301-305.

Shieh K-R et al. An animal model of Inflammatory Bowel Disease (IBD) in stress conditions. The Faseb Journal 2006 ;20 :A1271-A1272.

Söderholm JD. et al. Chronic stress induces mast cell-dependent bacterial adherence and intiates mucosal inflammation in rat intestine. Gastroenterology 2002 ;123 :1099-1108.

Stahl SM. Antidepressants and somatic symptoms: Therapeutic antions are expanding beyond affective sprectrum disorders to functional somatic syndromes. J Clin Psychiatry 2003, 64;7:745-746.

Stam R. et al. Trauma and the gut: interactions between stressful experience and intestinal function. Gut 1997;40:704-709.

Stokes JE. Histiocytic ulcerative colitis in three non-boxer dogs. J Am Anim Hosp Assoc 2001;37:461-465.

Stonehewer J. et al. Evaluation of B and T lymphocytes and plama cells in colonic mucosa from healthy dogs and from dogs with inflammatory bowel disease. Res Vet Sci 1998, 65, 59-63.

Straub RH. et al. Uncoupling of the sympathetic nervous system and the hypothalamic-pituitary-adrenal axis in inflammatory bowel disease? Journal of neuroimmunology 2002;126:116-125.

Suchodolski JS. et al. Molecular analysis of the bacterial microbiota in duodenal biopsies from dogs with idiopathic inflammatory bowel disease. Vet Microbiol. 2010;142(3-4):394-400.

Velin AK. et al. Increased antigen and bacterial uptake in follicle associated epithelium induced by chronic psychological stress in rats. Gut 2004 ;53 :494-500.

Virga V. Behavioural dermatology. Vet Clin Small Anim 2003;33:231-251.

Washabau et al. Endoscopic, biopsy, and histopathologic guidelines for the evaluation of gatrointestinal inflammation in companion animals. J Vet Intern Med 2010;24:10-26.

Willard MD. Inflammatory bowel disease- What's new on the horizon. 2004 :57-62, in Actualité en gastroentérologie, 35e assemblée annuelle de l'association suisse pour la médecine des petits animaux, Interlaken.

Wietersheim J., et al. Psychotherapy with chronic inflammatory bowel disease patients: A review. Imflamm Bowel Dis 2006;12/12:1175-1184.

Annexe

Grille ETEC

COMPORTEMENT	ITEM	NOTATION
Alimentaire (*)	boulimie	3
	anorexie/hyporexie	4
	dysorexie(passage de l'hyper à l'hypo)	5
	appétit normal	1
	boulimie avec régurgitation et ré ingestion	3
Dipsique(*)	eudipsie	1
	polydipsie (documentée)	5
	mâchonne l'eau sans avaler	3
	transporte la gamelle vide	2
Somesthésique(*)	normal	1
	léchage, mordillement	4
	stéréotypie de mordillements, tournis	5
Sommeil(*)	normal (ou aucun changement)	1
	hypersomnie	2
	insomnie en cours de sommeil	3
	se réveille peu de temps après s'être couché, inquiétude au coucher	5

Exploratoire(*)	normal	1
	inhibé simplement	2
	augmenté et hypervigilance	4
	oral	5
	réponses d'évitements fréquentes	3
Agression(*)	agressivité inchangée	1
	agression par irritation	3
	agression par peur	4
	agression par peur et par irritation	5
Apprentissages sociaux(*)	vole, ne lâche pas les objets dérobés	5
	mord sans grogner	4
	absence de soumission	2
	ne se contrôle pas au cours du jeu	2
	inchangé	1
Apprentissages spécifiques(*)	même capacité de réponse	1
	réponses aléatoires	3
	plus de réponse	5
Examen somatique(**)	normal	1
	épisodes de tachycardie et/ou de tachypnée	2
	diarrhée, colique	2

	dyspepsie	2
	mictions émotionnelles augmentées	3
	granulôme de léchage	4
	obésité	4
	Polyuro-Polydipsie (PUPD)	4
	TOTAL	

(*) une seule réponse possible
(**) plusieurs réponses possibles

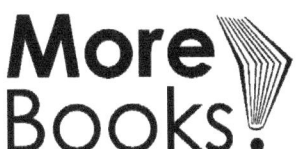
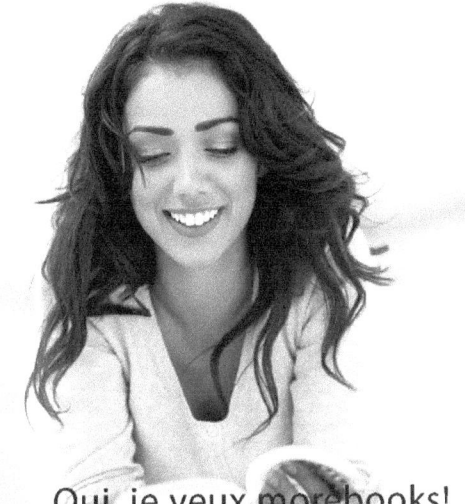
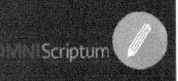

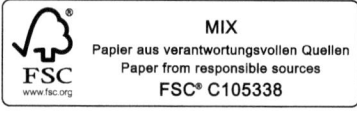
Printed by Books on Demand GmbH, Norderstedt / Germany